TRAITEMENT PAR L'ION ARGENT

DE

L'URÉTHRITE BLENNORRAGIQUE

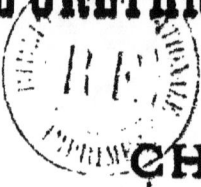

CHRONIQUE

CHEZ L'HOMME

PAR

M. Marius RESSIGUIER

DOCTEUR EN MÉDECINE

EX-INTERNE DES HOPITAUX D'AVIGNON (Concours 1905)

MONTPELLIER
IMPRIMERIE FIRMIN, MONTANE et SICARDI
Rue Ferdinand-Fabre et quai du Verdanson
1908

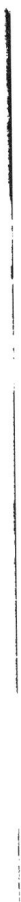

TRAITEMENT PAR L'ION ARGENT

DE

L'URÉTHRITE BLENNORRAGIQUE

CHRONIQUE

CHEZ L'HOMME

PAR

M. Marius RESSIGUIER

DOCTEUR EN MÉDECINE

EX-INTERNE DES HOPITAUX D'AVIGNON (Concours 1905)

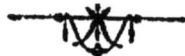

MONTPELLIER
IMPRIMERIE FIRMIN, MONTANE ET SICARDI
Rue Ferdinand-Fabre et quai du Verdanson
1908

se transmettent à l'air en donnant naissance à des vibrations longitudinales. D'autre part, toutes les ondes sonores ne sont pas réfractées ; une partie est réfléchie d'après les lois générales de la réflexion, une partie suit celles de la diffraction ; une partie, enfin, est absorbée en se transformant en une autre espèce de mouvement (chaleur ?).

La variation de l'amplitude des vibrations n'apporte aucun élément pour le choix de la matière dont doit être fait le stéthoscope. Celui-ci, en effet, placé entre une poitrine, par exemple, et une oreille, c'est-à-dire, entre deux corps de densités égales, gagnera en amplitude, d'un côté, ce qu'il aura perdu de l'autre ; et cela, quel qu'il soit, si l'on admet que la diminution et l'augmentation sont proportionnelles aux variations de densité.

Mais il n'en est plus de même de la *perte de passage* que subissent les rayons sonores quand ils passent d'un milieu dans un autre ; et, en se tenant aux termes mêmes de la loi précédente, on peut émettre cette proposition :

La perte totale subie par un son transmis est en raison directe du nombre des passages d'un milieu dans un autre, et en raison inverse de l'isotropie de ces milieux.

Dans le cas qui nous occupe, il est impossible de modifier le nombre des passages : il y en aura toujours un entre les parois du stéthoscope et l'organe ausculté d'une part, et un deuxième entre ces mêmes parois et les os de la tête d'autre part. Il nous reste donc à chercher quel sera le corps transmetteur le plus isotrope aux deux autres ; à mon avis, il n'y a

plus rien d'étonnant si l'expérience répond que ce
corps est un solide végétal de densité voisine de celle
du corps humain. Les expériences à ce sujet ont été
assez nombreuses pour que nous nous dispensions
d'y rien ajouter, et nous admettrons que les parois
du stéthoscope doivent être en os, en ivoire, en bois
(acacia, sapin, cèdre, ébène).

Mais un autre problème se présente :

Le transmetteur sera-t-il : 1° solidien, 2° aérien
ou 3° aérien-solidien ? (Nous trouvons incomplète la
division des stéthoscopes en : 1° rigides et en : 2°
solides.) Ce problème est loin d'être résolu aujourd'hui,
comme nous l'avons vu par la phrase de Wundt.

Le professeur Laboulbène, poussant à bout le prin-
cipe de la meilleure conductibilité par les solides, a
préconisé le stéthoscope plein et massif. Vigier, puis
Giraud de Marseille, ont adopté le stéthoscope
flexible, c'est-à-dire aérien, car la transmission par
le tube en caoutchouc est à peu près nulle. Le stéthoscope classique, basé sur l'expérience, est resté,
depuis Laennec, aérien-solidien, et il a eu raison,
comme nous allons le voir théoriquement :

Le milieu de départ du son, ou l'organe ausculté,
est solide, il est vrai ; mais le milieu d'arrivée, ou
l'oreille, est à la fois solide et aérien. Représentons
par 1/3 la surface de section de la colonne d'air
contenue dans le conduit auditif externe, et par 2/3
la surface du pavillon, et comparons la marche d'un
son de l'organe ausculté à l'oreille à travers deux stéthoscopes cylindriques, de longueurs et de diamètres
égaux, mais dont un est plein, et l'autre est creusé
d'une cavité axile, suivant une surface de section 1/3.

qu'une pour me mettre dans les conditions de l'auscultation monoauriculaire.

J'ausculte le tic–tac avec la *tempe droite* sur une surface égale à celle de la plaque circulaire d'un stéthoscope : Je parviens ainsi à entendre la montre

bosse frontale du sujet, on presse une poire de caoutchouc mise en communication avec l'oreille par un tube hermétiquement adapté au méat : Si l'oreille est saine, à chaque pression correspond une atténuation du son du diapason transmis par le crâne. » Je ne comprends donc pas pourquoi l'explication de Lucœ est en partie admise.

D'après Hinton, l'occlusion du canal auditif empêcherait les ondes sonores de s'écouler au-dehors en les réfléchissant au contraire vers l'oreille moyenne. Ainsi, Hinton suppose que les vibrations osseuses, transmises à l'air de la caisse, y arrivent et y circulent en assez grand nombre ; qu'au lieu de se réfléchir sur le tympan comme le font à l'état normal celles qui viennent par le conduit auditif externe, elles le traversent, se réfléchissent alors, on ne sait pas toujours où (occlusion par stéthoscope par exemple.), pour revenir vers l'oreille moyenne. Cette marche, *assez singulière en elle-même*, aurait encore pour résultat, à notre avis, d'augmenter ou d'annuler l'intensité du son osseux (interférence) et de produire ce qu'on appelle le phénomène des battements.

Je ne crois donc pas à cette théorie de l'obstacle à l'écoulement au-dehors des ondes sonores. Je pense que les vibrations transmises dans ce cas à l'air de la caisse marchent dans cette cavité de la périphérie au centre, et je ne vois pas exactement où elles pourraient se réfléchir pour se diriger vers le tympan. Il me semble plus naturel d'admettre que leur porte de sortie est la même que celle par où s'échappent les vibrations centripètes, c'est-à-dire par l'orifice de la cavité mastoïdienne. C'est, en effet, *le rôle important que j'attribue aux cellules mastoïdiennes*. Discuter les divers rôles qu'on a fait jouer à ces cellules m'entraînerait hors de mon sujet. J'ajouterai simplement que l'axe de vibration de la membrane du tympan est précisément dans la direction de l'orifice mastoïdien ; que près de cet orifice se trouve la fenêtre ronde qui n'est qu'une autre face interne du tympan ; que la forme même des cellules mastoïdiennes me paraît propre à briser les rayons sonores et à les absorber

Voici quelle idée je me fais du renforcement du son crânien par l'occlusion de l'orifice du conduit Nous avons considéré l'étonnante sensibilité du conduit auditif comme le point de départ du premier réflexe accommodateur. On ne saurait, en tous cas, refuser cette propriété au tympan. Ainsi, le tympan, à l'état normal, serait toujours légèrement accommodé (tendu) par le mouvement continuel de l'air ambiant et par les bruits qui l'ébranlent constamment. Ce bruit vague

malgré l'interposition de 20 feuillets entre le tic-tac et ma tempe. Ce nombre 20 représente la transmission solidienne seulement, et immédiate, sur une surface limitée. Je recommence à ausculter avec la tempe toujours, mais cette fois en interposant un stéthoscope plein; j'arrive à interposer 15 feuillets

et continuel est pour lui ce que la lumière diffuse est à l'iris. Supprimons ce mouvement de l'air ambiant en fermant le méat : le *silence* est produit et le tympan se détend sous l'effort de son élasticité : le liquide intra-labyrinthique suit le mouvement, et, ainsi moins comprimé, il est autant mieux impressionné par les vibrations osseuses ; le retentissement de ces vibrations dont nous avons parlé est par le même fait expliqué, puisque l'appareil accommodateur atone ne remplit plus son rôle d'étouffoir. Le muscle interne et le muscle de l'étrier se reposent, le son solidien étant entré par une porte qu'ils ne sont pas chargés de surveiller...

Ainsi, il y a relâchement et non pas tension du tympan, et ce relâchement peut s'appliquer : 1° à l'ouïe douloureuse que Landouzi a décrite sous le nom d'exaltation de l'ouïe (paralysie du facial et du muscle interne) ; 2° aux bruits subjectifs que réveillent chez certains névrosiques le moindre frôlement de la peau de l'oreille externe ; 3° à l'audition plus nette, au contraire, chez certains sourds, par le frôlement de l'orifice du conduit ; 4° au bruit rotatoire dont le son si grave ne saurait être perçu que par une membrane très-mobile ; 5° enfin, à l'importance qu'il y a, en auscultation, de séparer le plus possible le conduit auditif de l'air ambiant pour favoriser ainsi l'intensité des sons transmis par les voies, soit aérienne, soit crânienne, etc.

N.-B.— L'obliquité du tympan, loin de constituer une disposition vicieuse, remplit à notre avis un double but : 1° celui de s'opposer à peu près normalement aux rayons sonores réfléchis sur les saillies du conduit auditif externe ; 2° l'autre, de présenter la face interne de la membrane vers l'espace le plus grand de la caisse, c'est-à-dire vers les cellules mastoïdiennes chargées d'absorber les vibrations aériennes transmises dans leur direction.

Mais aussi le mouvement transmis au manche du marteau étant oblique, pour devenir transversal au niveau de l'étrier, il a fallu une articulation en ginglyme, plus deux arthrodies pour réunir les quatre anneaux de la chaîne des osselets ; ces articulations, en outre, procurent au tympan une mobilité et une indépendance très grandes, et quand on pense que cette chaîne articulée doit transmettre avec précision des vibrations totales, on comprend mieux l'action antagoniste du muscle interne et du muscle de l'étrier, destinée à fixer l'immobilité des articulations dans une juste mesure, et l'on éprouve une grande admiration en présence de cette merveille de mécanique.

seulement. La différence, soit 5 feuillets, représente la double perte de passage occasionnée par l'interposition du stéthoscope plein.

Une seconde fois, j'ausculte avec le stéthoscope plein, mais ici en l'appliquant contre l'oreille bien close, le nombre des feuillets obtenus n'est plus que de 7! Nous avons perdu 8, et cette perte, je l'attribue à la mauvaise conductibilité du pavillon de l'oreille (nous l'avons déjà signalée avec Bernstein). Cet organe est d'autant plus mauvais conducteur qu'il se prête mal à un contact parfait avec la plaque du stéthoscope.

Quelle est maintenant la part de la transmission aérienne? Prenons le cas le plus simple, et, après avoir enlevé de l'oreille le bouchon qui en fermait le méat, auscultons immédiatement en effleurant à peine de l'oreille le feuillet sous-jacent, de façon à éviter toute transmission solidienne : Nous arrivons à 37.

Je me procure alors un stéthoscope creux qui me donne, également par contact très léger 37 de transmission aérienne ; puis, j'ausculte médiatement, mais cette dernière fois en appuyant fortement mon oreille contre la plaque de l'instrument: Je devrais obtenir à la fois 37 de transmission aérienne, plus 7 de transmission solidienne, total: 44. Il n'en est rien, je reviens au contraire à 34 seulement, perdant 10. Cette perte ne saurait être attribuée qu'à la déformation du pavillon par la pression exagérée à laquelle je l'ai soumis.

Si j'ausculte immédiatement, toujours en appuyant très fort, je dois avoir, 37 de transmission aérienne,

moins 10 de perte de déformation de l'oreille externe,
plus 7 de transmission solidienne par le pavillon,
plus 5 représentant la double perte de passage qui
n'appartient qu'à l'auscultation médiate, soit :
37 — 10 + 7 + 5. Total : 39. L'expérience me donne,
au contraire, ici un résultat meilleur, soit, 49. J'ai
gagné 10, et cela se comprend, car en appuyant très
fort ma tête contre les feuillets, ceux-ci n'ont pas
été en contact avec le pavillon seulement, mais
encore avec une assez large étendue des os de la
tête ; et si nous avons eu 20 de transmission crânienne
pour une surface de quatre centimètres de diamètre
dans notre première expérience, on peut bien admettre le nombre 22 quand l'auscultation immédiate met
en contact une surface beaucoup plus grande (1).

Les résultats obtenus indiquent :

1° Que la transmission solidienne sera toujours
plus importante dans l'auscultation immédiate que
dans l'auscultation médiate ; à surfaces de contact
égales, d'abord ; et *à fortiori*, dans les conditions
normales qui, dans l'auscultation médiate, imposent
une surface de contact très limitée.

2° Que le médecin dont l'oreille *interne seule* est
saine ne doit recourir qu'à l'auscultation immédiate
et assurer un contact large entre sa tête et l'organe
malade.

3° Que le stéthoscope ordinaire est aérien-solidien
de forme, mais seulement aérien de fait, puisqu'il
donne de meilleurs résultats quand on presse modé-

(1) Le médecin cherche d'instinct à assurer largement le contact de
la tête avec l'organe ausculté, aussi certains sujets affaiblis ou nerveux,
suffoquent-ils presque sous le *poids de cette grosse tête.*

rément, c'est-à-dire quand on néglige à peu près la transmission solidienne ;

4° Que si l'on perd à presser fort dans l'auscultation médiate, on y gagne, au contraire, dans l'auscultation immédiate, surtout si les bruits pathologiques occupent une grande étendue. Que dans celle-ci les transmissions solidienne et aérienne ont une part à peu près égale ;

5° Mais que, normalement (sans déformation de l'oreille externe), le rapport de la transmission aérienne à la transmission solidienne devrait être comme 37 est à 22.

Or, le nombre 22 ne saurait être obtenu dans l'auscultation médiate ; et, pour celle-ci, le rapport sera généralement comme 2 est à 1.

Il en résulte, à notre avis, qu'un stéthoscope bien établi, doit être aérien pour les 2/3, et solidien pour 1/3 seulement.

Ceci, mieux encore que la perte n de passage, que j'ai signalée, légitime la cavité du stéthoscope.

Dans le stéthoscope plein, en effet, l'intensité de vibration est la même sur tous les points de la surface de la plaque en contact avec l'oreille, à la périphérie comme au centre, et le milieu aérien du conduit, cependant le plus important, ne reçoit qu'une intensité proportionnelle à sa surface de section perpendiculaire. Autrement dit, le méat n'est guère mis en relation qu'avec la dixième partie de la plaque, et ne reçoit, par conséquent, qu'une intensité trop limitée par rapport à la part qui lui revient.

Avec le stéthoscope creux, au contraire, on ne peut sans doute donner à l'orifice de la plaque une étendue plus grande que celle du méat, mais on y supplée en augmentant l'orifice inférieur de l'instrument, ce qui revient au même.

Il faut donc que le stéthoscope ait la forme d'un cornet acoustique, dont le résultat sera la concentration au niveau du méat de rayons sonores plus nombreux et plus intenses (l'amplitude des vibrations aura augmenté du milieu plus dense (organe ausculté) dans le milieu moins dense (milieu aérien du cornet).

Enfin, la cavité peut encore jouer le rôle d'un espace à retentissement !

Il faut, avant de me résumer, que je m'explique sur ce que j'ai appelé la perte de déformation du pavillon. Quand nous avons ausculté en pressant fort sur la plaque du stéthoscope creux, il en est résulté non pas une augmentation, mais une diminution d'intensité perçue. Cette perte, je l'attribue à la déformation de l'oreille externe, et je pense que la précédente étude de cet organe légitime cette opinion.

D'ailleurs, il y a loin entre se priver d'un organe ou le déformer, fût-il même peu utile.

C'est ce pas énorme que les auscultations médiate et immédiate franchissent cependant. Ainsi, elles font bon marché du pavillon, qu'il soit *collecteur*, *réflecteur* ou *vibrateur*. Elles rétrécissent *doublement* l'orifice du conduit auditif en faisant basculer en dedans la saillie semi-circulaire de la conque, et en fermant le tragus que j'ai comparé à une paupière ; toutes les conditions normales d'entrée, de direction, de réflexion, sont troublées ; la pression sur les sinuosités cartilagineuses produit des pétillements analogues à ceux que Collongues a signalés dans le bruit rotatoire ; le tiraillement de la peau du conduit peut troubler les premiers réflexes d'accommodation ; en comprimant le réseau vasculaire si riche de l'oreille externe, elles facilitent la production des bruits entotiques vasculaires. En un mot, la déformation du pavillon détermine la plus grande partie de ces bruits confus au milieu desquels les débutants ne peuvent rien démêler de net et de précis, et qui n'en font pas moins perdre beaucoup de temps à ceux qui ont acquis de l'expérience dans la recherche des bruits pathologiques.

Résumé :

1° Le stéthoscope doit être, avant tout, un bon transmetteur, et il n'y a pas contradiction si, pour sa construction, le bois est préférable aux corps meilleurs conducteurs ;

2° Il doit être creux, et la transmission aérienne doit être à la transmission solidienne comme 2 est à 1.

3° Le stéthoscope ordinaire n'est pas autre chose qu'un cornet acoustique : l'appoint de la transmission par les parois n'est pas à rechercher, parce que ces parois ont le double défaut de déformer l'oreille externe et de s'adresser à un mauvais conducteur moléculaire : le pavillon.

4° L'auscultation immédiate, elle aussi, déforme l'oreille externe, mais au moins elle obtient de la transmission crânienne une intensité compensatrice, et au-delà.

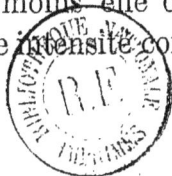

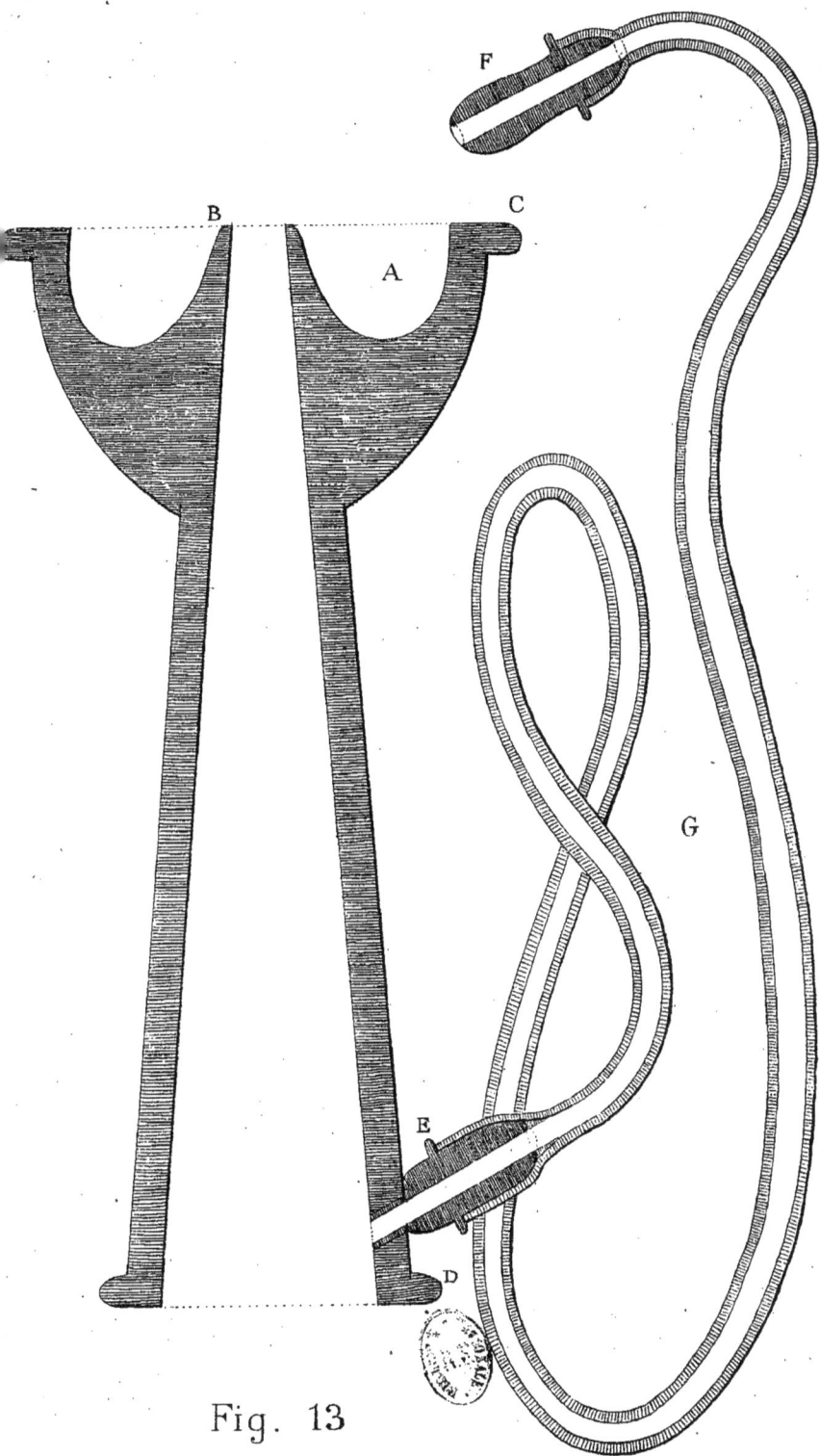

Fig. 13

Ces réflexions excuseront, je l'espère, les modifications que je propose d'apporter au stéthoscope ordinaire.

Le dessin (*fig.* 13) me dispense d'entrer dans de longs détails sur la forme du stéthoscope que j'ai l'honneur de présenter. Je me bornerai aux remarques suivantes :

Je n'ai pas cherché à amplifier les bruits à percevoir, parce qu'il ne me paraît pas possible d'amplifier proportionnellement des sons divers avec un seul instrument. En effet, chacun des résonnateurs d'Helhmoltz est accordé pour un son propre ; et cet accord est d'autant plus difficile ici qu'il s'agit de bruits, et non pas de sons.

C'est pour cela, je pense, que les stéthoscopes amplificateurs n'ont pas prévalu : Barth et Roger disent d'eux qu'ils modifient le timbre et assourdissent l'oreille.

La cavité A doit être assez grande (suivant les oreilles) pour permettre l'introduction facile du pavillon.

L'extrémité B est introduite facilement dans le méat du conduit sans avoir d'*autre contact* qu'un *très léger* avec le tragus, ce contact dilate l'orifice ; met l'axe auditif antérieur dans l'axe de l'instrument ; précise la mise au point.

Le rebord C est chargé de transmettre le plus directement aux os voisins de l'oreille, les vibrations solidiennes de l'instrument ; vibrations qu'elles ont reçues en D par un rebord dont la largeur a encore l'avantage de rendre la pression moins pénible pour le malade.

Enfin, le tube de caoutchouc E C F fait de ce sté‐
thoscope un instrument binauriculaire. Dans l'auscul‐
tation monoauriculaire, l'oreille libre est, non seule‐
ment inutile, elle est encore nuisible en restant ou‐
verte aux bruits extérieurs que le médecin, soit à
l'hôpital, soit dans la pratique privée, ne peut pas
toujours suspendre à son gré : ceux qui viennent de
la rue par ex... L'occlusion de cette oreille facilite
encore la transmission crânienne.

Enfin par l'adjonction de ce tube, mon stéthoscope
présente à la fois les avantages des stéthoscopes
solides et flexibles. On s'en servira comme d'un
stéthoscope de Giraud pour les bruits forts, déjà
bien et souvent entendus.

On m'objectera que l'instrument est peu portatif ;
mais l'objection n'a aucune valeur pour le médecin
consciencieux ; il fait bien d'autres sacrifices !

Je pensais à priori que j'obtiendrais avec ce sté‐
thoscope une intensité représentée par 37 (transmis‐
sion aérienne) plus 15 (transmission solidienne), Total
52 (sans aucune perte de déformation) ; mais le résul‐
tat, pour divers motifs, a dépassé mon attente ; et j'ose
avancer que pour les pressions fortes surtout, le rap‐
port des intensités perçues par le stéthoscope ordi‐
naire, par l'auscultation immédiate, et par l'instru‐
ment que je préconise, est comme le rapport des
nombres 1, 1 $1/_2$, 2.

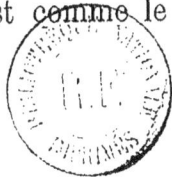

Marseille. — Typ. et Lith. Barlatier et Barthelot.

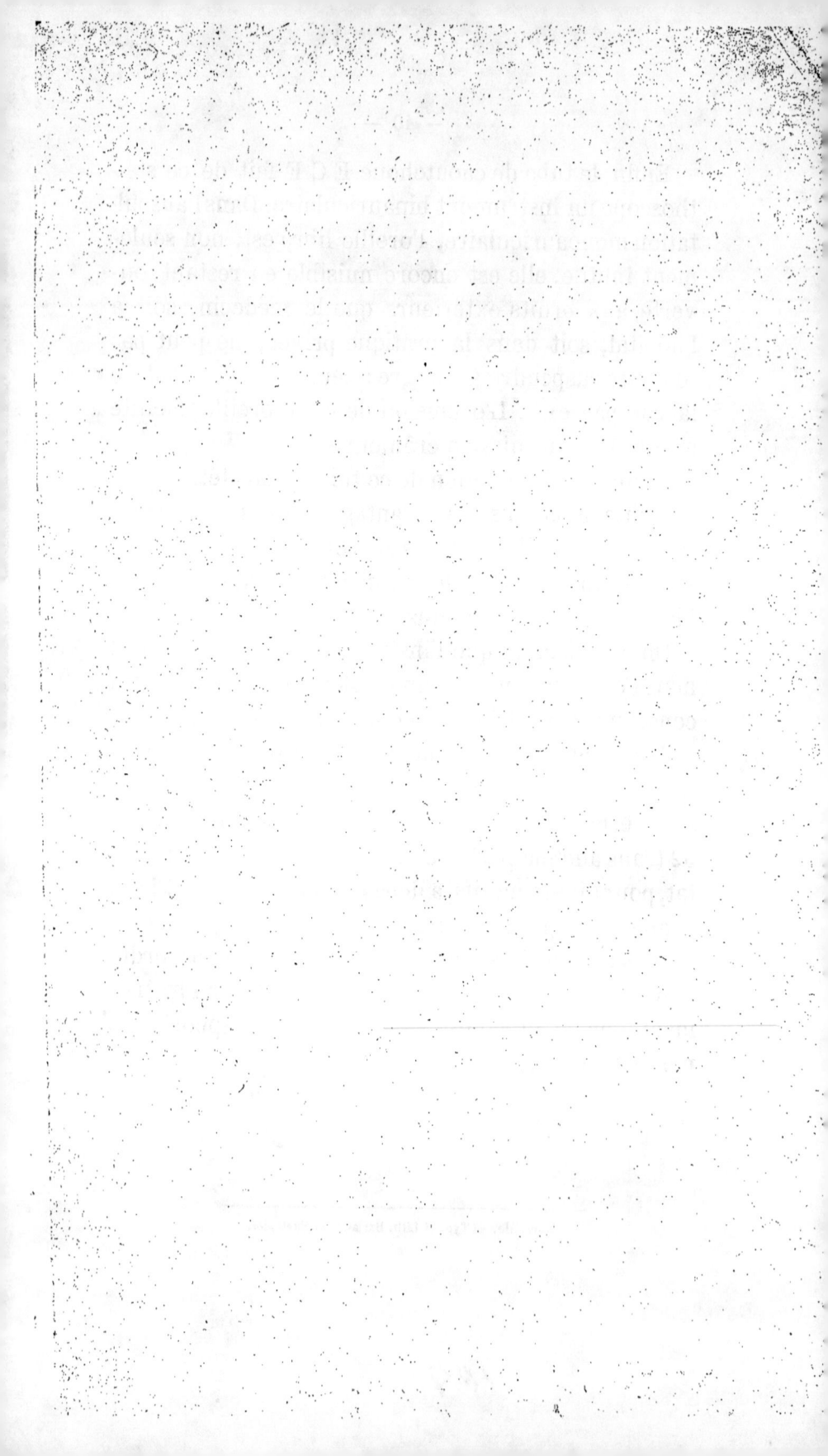

www.ingramcontent.com/pod-product-compliance
Lightning Source LLC
Chambersburg PA
CBHW071341200326
41520CB00013B/3061